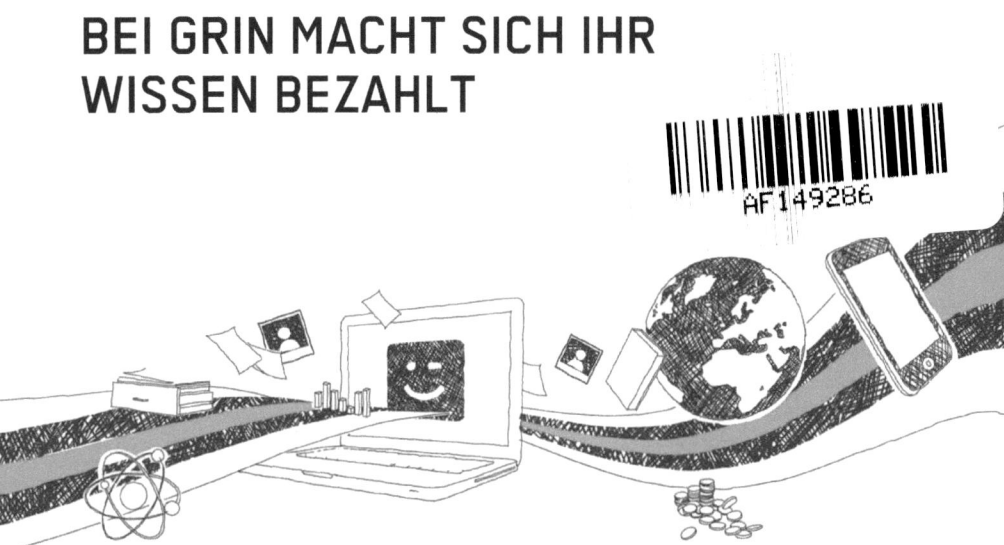

Christoph Beimesche

Zur Bedeutung der Gesundheitswissenschaft für die Pflege

Am Beispiel der Gesundheitsförderung in der Pflege

GRIN Verlag

Bibliografische Information der Deutschen Nationalbibliothek:

Die Deutsche Bibliothek verzeichnet diese Publikation in der Deutschen National-
bibliografie; detaillierte bibliografische Daten sind im Internet über http://dnb.d-
nb.de/ abrufbar.

Impressum:

Copyright © 2010 GRIN Verlag GmbH
Druck und Bindung: Books on Demand GmbH, Norderstedt Germany
ISBN: 978-3-656-30076-2

Dieses Buch bei GRIN:

http://www.grin.com/de/e-book/203512/zur-bedeutung-der-gesundheitswissenschaft-
fuer-die-pflege

GRIN - Your knowledge has value

Der GRIN Verlag publiziert seit 1998 wissenschaftliche Arbeiten von Studenten, Hochschullehrern und anderen Akademikern als eBook und gedrucktes Buch. Die Verlagswebsite www.grin.com ist die ideale Plattform zur Veröffentlichung von Hausarbeiten, Abschlussarbeiten, wissenschaftlichen Aufsätzen, Dissertationen und Fachbüchern.

Besuchen Sie uns im Internet:

http://www.grin.com/

http://www.facebook.com/grincom

http://www.twitter.com/grin_com

Hamburger Fern-Hochschule

Studiengang Pflegemanagement

Studienzentrum Hamburg

Studienfach Gesundheitswissenschaft

PM-GEW-P12-100220

Hausarbeit zum Themenkomplex

Zur Bedeutung der Gesundheitswissenschaft für die Pflege am Beispiel

der Gesundheitsförderung in der Pflege

Herbstsemester 2009

Vorgelegt von:

Christoph Beimesche

Abgabedatum: 20. Februar 2010

Inhaltsverzeichnis

1. Einleitung

Die heutige Zeit ist für die Pflege eine belastende Phase, zum einen hat sie im professionellen Sinne noch kein scharfes Profil ihrer Aufgaben, zum anderen erfährt sie im Zuge der Umstrukturierungen, besonders im Krankenhaus, eine hohe Arbeitsverdichtung.

Was macht Pflege?

Spätestens seit der Umbenennung von Krankenschwester/ Krankenpfleger in Gesundheits- und Krankenpfleger/in und den vier benannten Aufgabenbereichen der Pflege, die im ICN-Ethikkodex beschrieben sind, muss Pflege ihre Arbeit um den Aspekt der Gesundheit erweitern. Bislang, auch vermehrt im jetzigen Alltag, geschieht die Versorgung der Patienten aus Sicht der Krankheit. Der Alltag ist geprägt durch delegierte Aufgaben aus dem ärztlichen Bereich, sowie eine starke Erhöhung der administrativen Aufgaben. Der Patient[1] gerät ins Hintertreffen, er wird förmlich durch den Betrieb Krankenhaus „durchgeschleust" (vgl. Bartholomeycik 2006, 1032f.).

Was kann Pflege?

Pflege soll, ergänzend zur Betrachtung der Krankheit, ihren Blick auf Gesundheit legen und nicht wie in der Medizin, wie heile ich die Krankheit, sondern wie fördere ich Gesundheit.

Es soll dargelegt werden welche Bedeutung die Gesundheitswissenschaft für die Pflege hat und welche Möglichkeiten für Pflege sich in der Gesundheitsförderung ergeben. Im ersten Kapitel werden die Begrifflichkeiten Gesundheit und Gesundheitswissenschaften erläutert, sowie der Bezug zu anderen wissenschaftlichen Bereichen. Im zweiten Kapitel wird auf die Inhalte, Ebenen, Methoden und dem Setting-Ansatz der Gesundheitsförderung eingegangen. Das dritte Kapitel beschreibt mögliche Tätigkeitsfelder der Gesundheitsförderung für die Pflege, u.a. die Gesundheitsberatung und wo Probleme bei der Umsetzung auftreten können. Im abschließenden vierten Kapitel wird eine kurze Zusammenfassung gegeben, mit einem Ausblick auf Voraussetzungen und die weitere mögliche Entwicklung der Pflege.

---

[1] Wenn auf diesen Seiten aus Gründen der Lesbarkeit und Einfachheit die männliche Form gewählt wurde, so schließt das selbstverständlich die weibliche Form mit ein.

1.1 Begriffserklärungen

1.1.1 Gesundheit

Es gibt viele Versuche Gesundheit zu definieren, aber es gibt bis heute keine allgemeingültige Definition von Gesundheit. Die wohl bekannteste ist die der Weltgesundheitsorganisation (WHO), „Die Gesundheit ist ein Zustand des vollständigen körperlichen, geistigen und sozialen Wohlergehens und nicht nur das Fehlen von Krankheit oder Gebrechen." (WHO 1948).

Es zeigt sich bei der Definition der WHO das dort eine Idealnorm beschrieben wird, die einen absoluten Zustand beschreibt, der niemals erreicht werden kann. Es scheint als ließe sich Gesundheit leicht beschreiben mit Wohlbefinden und Abwesenheit von Beschwerden und Symptomen (vgl. Bengel 2001, 15). Sieht man etwas genauer hin, definieren Menschen ihre eigene Gesundheit unterschiedlich. Für die einen ist es Wohlbefinden und Glück, für andere Leistungsfähigkeit und wieder andere empfinden Gesundheit wenn sie keine Beschwerden haben. Auch beschreiben Menschen ihren Zustand so dass sie sich Gesund fühlen aber z. B. eine chronische Krankheit haben. Dadurch zeigt sich das Gesundheit im privaten wie im gesellschaftlichen völlig unterschiedlich definiert wird. Allerdings ist der Ausgangspunkt häufig ein pathogenetisches Verständnis von Gesundheit und Krankheit, da davon ausgegangen wird was einen Krank macht. Durch Antonovsky wird die Sichtweise um die salutogenetische Blickrichtung ergänzt. Er stellte sich die Frage: „Warum bleiben Menschen (…) gesund?" (Bengel 2001, 24). Nach ihm sind Gesundheit und Krankheit keine Zustände die sich gegenseitig ausschließen (Dichotomie). Antonovsky stellt dieser Vorstellung ein Kontinuum gegenüber, nach dem Menschen sich gesund fühlen, aber auch kranke Anteile in sich tragen, sowie auch kranke Menschen gesunde Anteile in sich tragen können (Gesundheits-Krankheits-Kontinuum)(vgl. Brieskorn-Zinke 2006, 78). Näheres zum Konzept der Salutogenese erfolgt im Kapitel 2.1.2.

1.1.2 Gesundheitswissenschaft

Von der Deutschen Gesellschaft für Public Health (DGPH) wird die Gesundheitswissenschaft als Synonym von Public Health betrachtet. Demnach ist Gesundheitswissenschaft die Wissenschaft und Praxis der Gesundheitsförderung und die Systemgestaltung des Gesundheitswesens. Auf dieses Verständnis und die bestimmenden Faktoren von Gesundheit und Krankheit sowie Fragen der Bedarfsgerechtigkeit, Wirksamkeit und Wirtschaftlichkeit von Gesundheitsförderung, Prävention, Krankheitsbewältigung, Rehabilitation und Pflege richten sich die Aktivitäten dieses interdisziplinären Fachgebietes (vgl. Hurrelmann 2006, 11).

1.2 Gesundheitswissenschaften in der Pflege

1.2.1 Abgrenzung zur Medizin

Medizin als Krankheitswissenschaft bezieht sich in der Regel auf Krankheiten als isolierte Zustände, wobei hier die Diagnose und Therapie im Vordergrund steht. Währenddessen sich die Gesundheitswissenschaften um Klärung der Voraussetzungen von Gesundheit und Krankheit im sozialen Miteinander bemüht (vgl. Brieskorn-Zinke 2006, 38)

1.2.2 Verhältnis zu Pflegewissenschaft

Der Pflege werden, durch den Ethikkodex der ICN (International Council of Nurses), vier grundlegende Aufgaben zugewiesen:
- „Gesundheit zu fördern
- Krankheit zu verhüten
- Gesundheit wiederherzustellen
- Leiden zu Lindern" (DBfK 2000, Präambel)

Zwei Aufgaben beschäftigen sich mit Gesundheit und zwei mit Krankheit, demzufolge ist Pflege beiden verpflichtet. Gesundheit und Krankheit sind in der praktischen Arbeit der Pflege nicht leicht voneinander zu trennen. Pflegewissenschaft hat also Bezug zur Gesundheitswissenschaft sowie auch der Krankheitswissenschaft bzw. der Medizin (vgl. Brieskorn-Zinke 2006, 11).

2. Gesundheitsförderung

2.1 Definitionen und Abgrenzungen

Der Begriff „Gesundheitsförderung" entwickelte sich aus den gesundheitspolitischen Auseinandersetzungen der Weltgesundheitsorganisation (WHO). Gesundheitsförderung beschreibt Formen des Eingreifens, dieses zielt „auf die Verbesserung von individuellen Ressourcen der Lebensbewältigung und ökonomischen, kulturellen, sozialen, bildungsmäßigen, medizinischen, psychischen und hygienischen Lebensbedingungen von Bevölkerungsgruppen" (Hurrelmann 2006, 751). Voraussetzungen hierfür sind Kenntnisse salutogener Dynamiken, also wie entsteht Gesundheit und wie kann ich Gesundheit aufrechterhalten. Gesundheitsförderung baut auf einem Wirkungsprinzip auf, das eine gewisse Chronologie von Gesundheitsstadien unterstellt. Förderung und Stärkung von Ressourcen sind Voraussetzung für die Verbesserung der Gesundheitsentwicklung (vgl. Hurrelmann 2006, 752). Mit seinen Handlungsstrategien will Gesundheitsförderung versuchen, gesundheitsrelevante Lebensbedingungen aller Bevölkerungsgruppen zu beeinflussen:

-   Interessen vertreten – Durch anwaltschaftliches Eintreten sollen diese Lebensbedingungen positiv beeinflusst werden und somit die Gesundheit fördern.

-   Befähigen und Ermöglichen – Bestehende soziale Unterschiede des Gesundheitszustandes sollen verringert werden, um damit alle Menschen zu befähigen, ihr größtmögliches Gesundheitspotenzial zu verwirklichen. Somit ist Gesundheitsförderung um Chancengleichheit auf dem Gebiet der Gesundheit bemüht. Damit Menschen ihre Gesundheit beeinflussen können, müssen sie auch auf ihre Lebensbedingungen Einfluss nehmen. Nur dann können sie ihr Gesundheitspotenzial voll entfalten.

-   Vermitteln und Vernetzen – Der Gesundheitssektor alleine kann nicht die Voraussetzungen und Perspektiven für Gesundheit garantieren. Ein koordiniertes Zusammenwirken von Verantwortlichen (z. B. Regierungen, Gesundheits-, Sozial- und Wirtschaftsbereich), sowie lokalen Institutionen und Menschen in allen Lebensbereichen (einzeln, als Familie und Gemeinschaften) wird von der Gesundheitsförderung verlangt.

„Strategien und Maßnahmen zur Gesundheitsförderung zielen auf die Beeinflussung menschlicher Verhaltensweisen (…) und auf deren Bedingungen (…)" (Troschke 2006, 531).

2.1.1 Abgrenzung zur Prävention

Der Begriff „Prävention", eigentlich als „Krankheitsprävention" entstanden, zielt auf die Vermeidung der Entstehung von Krankheiten. In diesem Sinne soll die Ausbreitung und die Auswirkungen auf die Mortalität der Bevölkerung verringert werden. Die Prävention zielt auf die Verhinderung oder Verringerung von Gesundheitsschädigungen und Abwendung von individuellen Risiken (erhöhter Blutdruck, riskante Verhaltensweisen, wie z. B. Rauchen) für Krankheiten. Voraussetzungen sind hier Kenntnisse pathogener Dynamiken, also wie verlaufen Krankheiten bzw. wie entwickeln sich Krankheiten (vgl. Hurrelmann 2006, 751). Im Gegensatz zur Gesundheitsförderung, zielt Prävention vor allem auf Risikogruppen, bei denen Symptome von Krankheiten und Gesundheitsstörungen zu erwarten, erkennen oder bereits eingetreten sind.

Beide Formen, Prävention und Gesundheitsförderung, orientieren sich an den gleichen Zielen. „Beide wollen einen Gesundheitsgewinn erzielen, aber auf unterschiedliche Weise." (Hurrelmann 2006, 752) Während bei der Prävention der Gesundheitsgewinn dadurch entsteht, dass Risiken verringert werden und somit zur Vermeidung von Krankheiten beiträgt, entsteht bei der Gesundheitsförderung der Gesundheitsgewinn durch die Stärkung der Ressourcen.

Es ist allerdings nicht hilfreich beide Formen voneinander abzugrenzen. Im Gegenteil ist eine sinnvolle Kombination beider Formen notwendig, um die anstehenden Herausforderungen, dem interdisziplinären Charakter der Gesundheitswissenschaften folgend, einer umfassenden Gesundheitsversorgung gerecht zu werden.

2.1.2 Salutogenese

Salutogenese bedeutet „Entstehung von Gesundheit", aber nicht in dem Bewusstsein das Gesundheit als absoluter Zustand entsteht. Salutogenese zielt darauf ab den Menschen als mehr oder weniger Gesund und gleichzeitig als mehr oder weniger Krank anzusehen. Das Konzept der Salutogenese wurde entwickelt, um sich von der Ideologie der Pathogenese abzugrenzen und konzentriert sich auf die Befähigungen und Kräfte, die dem Menschen helfen, gesund zu bleiben (vgl. Steinbach 2007, 117; Bengel 2001, 24).

Das Kernstück des Modells ist das Kohärenzgefühl. Das Kohärenzgefühl beschreibt eine allgemeine Grundhaltung eines Menschen, eine Weltanschauung, die Welt und das eigene Leben als zusammenhängend und sinnvoll zu erfahren. Je ausgeprägter das Kohärenzgefühl eines Menschen ist, desto gesünder sollte er sein bzw. desto schneller sollte er wieder gesund werden (vgl. Brieskorn-Zinke 2006, 82).

Das Kohärenzgefühl setzt sich aus drei Bausteinen zusammen:

- Gefühl von Verstehbarkeit – Verstehbarkeit beschreibt die Fähigkeiten eines Menschen, Informationen geordnet, klar und strukturiert wahrzunehmen. Diese werden nicht als beliebig und somit als unerklärlich empfunden. Verstehbarkeit meint ein kognitives Verarbeitungsmuster.

- Gefühl von Handhabbarkeit – Handhabbarkeit bedeutet dass nach der Überzeugung eines Menschen, Schwierigkeiten generell lösbar sind und dass man selbst genügend Ressourcen zur Verfügung hat bzw. dass andere Menschen dabei helfen, diesen Anforderungen zu begegnen. Handhabbarkeit wird als kognitiv-emotionales Verarbeitungsmuster bezeichnet.

- Gefühl von Sinnhaftigkeit – Sinnhaftigkeit meint, dass die Anforderungen des Lebens, denen man sich stellen muss, sinnvoll sind und es sich lohnt Energie in diese Anforderungen zu investieren. Antonovsky beschreibt diesen Baustein als den wichtigsten und motivationalsten (vgl. Brieskorn-Zinke 2006, 82; Bengel 2001, 29; Steinbach 2007,121).

Wie in Kapitel 1.1 schon beschrieben ist ein weiteres Element der Salutogenese das Gesundheits-Krankheits-Kontinuum.

Des Weiteren haben Reize, die Stress auslösen (Stressoren oder auch generalisierte Widerstandsdefizite), Auswirkungen darauf wie ein Mensch in bestimmten Situationen reagieren soll. Man kann diese Reize nur über ihre Wirkung erkennen, aber nicht vorhersagen. Dieses führt zu einem körperlichen Spannungszustand (vgl. Steinbach 2007, 123). Für Antonovsky ist die Bewältigung dieser Spannungszustände eine zentrale Aufgabe des Organismus. Gelingt ihm diese Bewältigung, so hat dieses eine gesund erhaltende bzw. gesundheitsförderliche Wirkung. Misslingt dieses, entsteht Stress. Da diese Bewältigung nicht immer gelingen kann, hat dieses nicht automatisch negative gesundheitliche Folgen, sondern kann neutrale oder auch gesundheitsförderliche Folgen haben. Erst in Verbindung mit Krankheitserregern,

Schadstoffen oder körperlichen Schwachstellen kann es zur Schwächung der Gesundheit kommen (vgl. Bengel 2001, 33). Generalisierte Widerstandsressourcen (körperliche Faktoren, Bewältigungsstrategien, soziale Unterstützung, finanzielle Möglichkeiten oder kulturelle Stabilität) unterstützen die erfolgreiche Spannungsbewältigung. Diese Ressourcen erhöhen die Widerstandsfähigkeit des Menschen. Durch die Gegenüberstellung der generalisierten Widerstandsressourcen und Widerstandsdefiziten wird es möglich diese als kontinuierliche Dimension zu sehen (vgl. Bengel 2001, 34). „Der positive Pol steht für die Möglichkeit, Lebenserfahrungen zu machen, die das Kohärenzgefühl stärken. Am negativen Pol stehen Erfahrungen, die es schwächen." (Bengel 2001,34).

Wie im Verhältnis Gesundheitsförderung und Prävention, soll hier die Salutogenese so verstanden werden das sie die Pathogenese (Suchen nach spezifischen Krankheitsursachen) nicht ablehnt, sondern ergänzt (vgl. Hasseler 2006, 164).

2.1.3 Ottawa-Charta

1986 wurde in der 1. Internationalen Konferenz zur Gesundheitsförderung in Ottawa, unter Zusammenarbeit von 33 europäischen Mitgliedsstaaten ein Konzept zur primären Gesundheitsversorgung entwickelt, welches Strategien zur Erreichung des Zieles „Gesundheit für alle" enthält. Dieses Konzept wurde unter dem Namen Ottawa-Charta zur Gesundheitsförderung bekannt (vgl. Brieskorn-Zinke 2006, 22).

Die Ottawa-Charta mit ihren fünf Handlungsfeldern (Entwicklung einer gesundheitsfördernden Gesamtpolitik; persönliche Kompetenzen jedes einzelnen Menschen entwickeln; gesundheitsförderliche Lebenswelten schaffen; gesundheitsbezogene Gemeinschaftsaktionen unterstützen; die Gesundheitsdienste neu orientieren) und ihren drei Handlungsstrategien (Interessen vertreten; Befähigen und ermöglichen; Vermitteln und vernetzen) hat sich, 10 Jahre später, als gültige und wissenschaftlich haltbare Zusammenfassung des international verfügbaren Wissens aus Sozialepidemiologie, Belastungsforschung und Interventionsprojekten erwiesen (vgl. Geiger 1997, 54).

Bis heute prägt die Ottawa-Charta die „europäische Diskussion um Methoden und Strategien von Prävention und Gesundheitsförderung" (Brieskorn 2007, 28). Außerdem ist es durch die Verbreitung des Konzeptes Gesundheitsförderung, dazu gekommen, der bis dahin in Theorie und Praxis vorherrschenden einseitigen pathogenetischen

Sichtweise, in fast allen therapeutischen Berufen eine salutogenetische Sichtweise gegenüberzustellen (vgl. Brieskorn-Zinke 2007, 28).

2.2 Die Ebenen der Gesundheitsförderung

Die fünf Handlungsfelder beschreiben Ausgangspunkte mit denen die, in Kapitel 2.1 benannten, Handlungsstrategien miteinander verbunden werden. Das zukünftige Qualifikationsprofil aller im Gesundheitswesen professionell Tätigen soll durch diese Handlungsfelder mitbestimmt werden.

2.2.1 Personale Ebene

Information, gesundheitsbezogene Bildung für alle Menschen und die Entwicklung ihrer sozialen Fähigkeiten bildet die Grundlage für selbstbestimmtes Handeln. Damit Menschen mit den verschiedenen Etappen ihres Lebens, sowie eventuellen chronischen Krankheiten und Behinderungen umgehen können, sollen sie zu lebenslangem Lernen befähigt werden. Zu Hause, in Schulen, am Arbeitsplatz und innerhalb der Gemeinde muss dieser Prozess des Lernens erleichtert werden (vgl. WHO 1993, Ottawa-Charta).

2.2.2 Verhaltensebene

Im Mittelpunkt der Aktivitäten der Gesundheitsförderung auf der Verhaltensebene steht „die Unterstützung von Nachbarn und Gemeinden im Sinne einer vermehrten Selbstbestimmung" (Brieskorn-Zinke 2006, 29). Selbsthilfe und soziale Unterstützung, sowie flexible Möglichkeiten der größeren öffentlichen Beteiligung und Mitbestimmung für Gesundheitsangelegenheiten, sind dabei zu unterstützen oder neu zu entwickeln. Notwendige Voraussetzung ist eine entsprechende finanzielle Unterstützung von gemeinschaftlichen Initiativen, die einen kontinuierlichen Zugang zu allen Informationen ermöglichen und gesundheitsorientierte Lernmöglichkeiten kreieren (vgl. Brieskorn-Zinke 2006, 29; WHO 1993, Ottawa-Charta).

2.2.3 Verhältnisebene

Auf der Verhältnisebene geht es um die Schaffung gesundheitsförderlicher Umwelt bzw. Lebenswelten. Die enge Beziehung zwischen Mensch und Umwelt bildet das Fundament für einen sozial-ökologischen Weg zur Gesundheit. „Jede Strategie der

Gesundheitsförderung muss den Schutz der natürlichen und sozialen Umwelt sowie die Erhaltung der vorhandenen natürlichen Ressourcen mit zu ihrem Thema machen" (WHO 1993, Ottawa-Charta).

Des Weiteren bezieht sich die Gesundheitsförderung auf Gruppen, hier sollte es zu einer Neuorientierung der Gesundheitsdienste kommen. Alle in den Gesundheitsdiensten Beteiligten (z. B. Ärzte, Einzelpersonen, Mitarbeiter des Gesundheitswesens, Einrichtungen des Gesundheitswesens, Staat) teilen sich die Verantwortung für die Gesundheitsförderung. Gemeinsam müssen sie ein Versorgungssystem entwickeln das auf eine stärkere Förderung von Gesundheit ausgerichtet ist und dabei weit über die medizinisch-kurativen Betreuungsleistungen hinausgehen (vgl. WHO 1993, Ottawa-Charta). „Ziel dieser Bemühungen soll ein Wandel der Einstellungen und der Organisationsformen sein, die eine Orientierung auf die Bedürfnisse des Menschen als ganzheitliche Persönlichkeit ermöglichen" (WHO 1993, Ottawa-Charta).

In allen Politiksektoren und -ebenen muss Gesundheit auf die Tagesordnung gesetzt werden. Gesundheitsfördernde Politik muss Hindernisse identifizieren, die einer gesundheitsgerechteren Gestaltung politischer Entscheidungen und Programme entgegenstehen. Sie muss Möglichkeiten schaffen die diese Hemmnisse und Interessengegensätze überwindet. Politischen Entscheidungsträgern muss die Auswahl erleichtert werden gesundheitsgerechtere Entscheidungen zu treffen (vgl. WHO 1993, Ottawa-Charta).

2.3 Methoden der Gesundheitsförderung

2.3.1 Gesundheitserziehung und Gesundheitsbildung

Diese Methoden finden eher in der Familie, Erziehungseinrichtungen (z. B. Kindergarten) und in Bildungseinrichtungen (z. B. Volkshochschule) statt. Ziel ist es „über Wissensvermittlung und pädagogische Kontakte Einstellungen, Kompetenzen und Fertigkeiten zu vermitteln" (Brieskorn-Zinke 2006, 20). Dieses dient dazu das gesundheitsbewusste Verhalten eines Menschen zu fördern und der Selbstentfaltung (vgl. Wulfhorst 2006, 821; Brieskorn-Zinke 2006, 20).

2.3.2 Gesundheitsaufklärung und Gesundheitsberatung

Es handelt sich bei diesen beiden Methoden, um Methoden der Informationsvermittlung und Entscheidungshilfen, die an die Öffentlichkeit gerichtet sind. Bei der Gesundheitsaufklärung ist eher ein breites Publikum (durch Massenmedien), während bei der Gesundheitsberatung eher die Einzelperson (durch Gespräch) im Fokus ist. Ziel ist auch hier Einstellungen zu verändern und Verhaltensweisen zu beeinflussen (vgl. Wulfhorst 2006, 821; Brieskorn-Zinke 2006, 20).

2.4 Der Setting-Ansatz

Eine der zentralen Umsetzungsstrategien der Gesundheitsförderung ist der Setting-Ansatz, dabei beziehen sich die Maßnahmen, wie auch schon in Kapitel 2.1 beschrieben, nicht auf das Verhalten des einzelnen Menschen, sondern auf das soziale System, also das Setting das den Einzelnen umgibt. Ein Setting kann beispielsweise ein Betrieb, Schule oder auch Krankenhaus sein. Man versteht darunter auch ein mehr oder weniger geschlossenes System. Die Umgebung, in der man sich aufhält und die Gesundheit ermöglicht, wird durch das System bzw. Setting geprägt, diese kann aber auch verändert werden. Dadurch wird es möglich die Bedingungen zu beeinflussen und somit zu einer Strategie der Gesundheitsförderung (vgl. Steinbach 2007, 116f.).

3. Gesundheitsförderung in der Pflege

Für Pflege bedeutet Gesundheitsförderung sich bei dem Menschen an dessen Fähigkeiten und Fertigkeiten zu orientieren, diese behutsam in die Arbeit mit dem Menschen einfließen zu lassen. Zu Beginn wird geklärt über welche Ressourcen der Mensch verfügt, damit er diese weiter nutzen und in Zusammenarbeit mit der Pflege weiter ausbauen kann. Aus dieser Sicht agiert Pflege ressourcenorientiert und nicht defizitorientiert. Ziel ist es Menschen „zu selbstverantwortlichem Handeln in Bezug auf ihre Gesundheit zu befähigen" (Lebert 2004, 460), damit er so mehr Eigenständigkeit erlangt (vgl. Lebert 2004, 460).

3.1 Pflegerische Handlungsfelder

Bedingt durch die steigende Zahl chronisch kranker Menschen, müssen neue Behandlungskonzepte entwickelt werden, die nicht nur auf Heilung ausgerichtet sind, sondern ergänzend auf Erhaltung und Förderung der Selbstständigkeit der Patienten. Patientenerziehung mit den Bereichen Anleitung, Schulung und Beratung bekommen eine größere Bedeutung (vgl. Hasseler 2006, 91).

Anleitung

Hierbei geht es darum dem Patienten und, auch im Hinblick auf die nachstationäre Versorgung, den Angehörigen, bestimmte Pflegetechniken zu vermitteln die dem Patienten ermöglichen selbstbestimmt zu handeln. Es erfolgt in der Regel eine Vermittlung von handwerklichen Fertigkeiten (vgl. Brieskorn-Zinke 2006, 101f.).

Schulung

Im Prinzip verfolgt die Schulung den gleichen Zweck wie die Anleitung, nur das die Anleitung auf das Individuum und die Schulung auf Gruppen gerichtet ist. „Hier müssen lerntheoretische Grundlagen um die Möglichkeiten des sozialen Lernens in der Gruppe erweitert werden." (Brieskorn-Zinke 2006, 102)
Sinnvoll wäre es auch in der Patientenschulung, in Anlehnung an die Ziele der Ottawa-Charta, neben der Vermittlung von Fertigkeiten, auch Bestandteile der Gesundheitsbildung mit aufzunehmen.

Information und Aufklärung

Durch die Information und Aufklärung werden Kenntnisse und Wissen vermittelt (z. B. Wirkung von Medikamenten, Hygienemaßnahmen). Die Vermittlung kann in einem Gespräch erfolgen oder aber auch durch Broschüren, Flyern oder Büchern.

3.1.1 Gesundheitsberatung

Gesundheitsberatung ist nicht als bloße Informationsweitergabe zu verstehen. Sie will Unterstützung bei eigenständig nicht lösbar erscheinenden Problemen geben, damit der zu Beratende zu tragfähigen Bewältigungsstrategien gelangt. Entstandene Problemsituationen soll der zu Beratende durch die Beratung einordnen und verstehen können, um ihn dadurch bei der Problemlösungssuche zu unterstützen. Beratung ist somit als Deutungs- und Orientierungshilfe zu verstehen. Vom Berater wird erwartet zu sehen, welche Fähigkeiten und Kompetenzen der zu Beratende benötigt, um in die Lage versetzt zu werden, selber zu erkennen und um entsprechende Schlussfolgerungen daraus abzuleiten die er dann umsetzen kann (vgl. Schaeffer 2006, 846).

Der Gesundheitsberatung wird damit eine wichtige Rolle zugeschrieben. Denn durch die Beratung soll der Patient unterstützt werden mit seiner im Umbruch befindlichen Lebenssituation umzugehen (vgl. Schaffer 2006, 851).

Vier Zielkomplexe der Beratung lassen sich ausmachen:

- Den Patienten muss die Beratungsstelle als neutrale Anlaufstelle zur Verfügung stehen. Sie muss gut erreichbar und leicht zugänglich sein.
- Sie muss zur Förderung der Selbstständigkeit des Patienten beitragen. Wie oben beschrieben soll sie den Patienten unterstützen seine Probleme im Umgang mit Gesundheitsbeeinträchtigungen zu bewältigen und die dazu notwendigen Fähigkeiten zu entwickeln.
- Sie muss „als Ansprechpartner in krankheitsbedingten Entscheidungssituationen oder aber in schwierigen Konfliktsituationen präsent" (Schaeffer 2006, 854) sein, als Vermittler zwischen Patienten und professionellem Hilfesystem fungieren, anwaltschaftliche Unterstützung leisten oder den Patienten bei Entscheidungsfindungen begleiten.
- Als Lotsenfunktion dem Patienten durch das Versorgungswesen führen und das sie die richtige Anlaufstelle für ihr Anliegen finden (vgl. Schaffer 2006, 853f.).

3.1.2 Gesundheitsförderung in Settings

Pflege im Krankenhaus

Durch die Einführung des neuen Entgeltsystems DRG (Diagnosis Related Groups) sind die Krankenhäuser gezwungen sich vermehrt zu Spezialisieren, in Richtung hoch technisierter Versorgungseinrichtungen, in der Patienten schnellstmöglich durchgeschleust werden. Patienten wirken in diesem Szenario störend wenn sie sich nur langsam an ihre gesundheitliche Situation und die Erfordernisse der Krankheitsbewältigung anpassen können. Wie die Patientenorientierung bei diesem intensiven Behandlungsbedarfs geschehen soll ist noch nicht abzusehen. Pflege im Krankenhaus wird vorrangig zur Aufrechterhaltung und Unterstützung medizinisch-therapeutischer Maßnahmen gesehen. Allerdings ergeben sich, für die Pflege, lenkende Funktionen im Bereich des Schnittstellenmanagements zur Sicherung der Kontinuität und Integration der Versorgung, beratende und erzieherische Aufgaben der Förderung von Selbstständigkeit unter Einbeziehung der Angehörigen.

Beispiele in denen Pflege im Sinne der Gesundheitsförderung tätig werden kann:

- Bei jeder Krankenhausaufnahme gleich, gemäß Expertenstandard, ein Entlassungsmanagement zu planen.

- Pflegemaßnahmen auf Ressourcenorientierung ausrichten

- Bisherige Schnittstellen der Kompetenzen und Verantwortungsbereich zwischen ärztlichen und pflegerischen Aufgaben muss neu organisiert werden, wobei Pflege sich weiter patientenorientiert entwickeln muss, ohne selbstständigkeitsfördernde Unterstützung für eine eigenständige Lebensführung zurückzustellen.

- Systematische Patientenerziehung anbieten, um besonders chronisch kranke Menschen in ihrer Krankheitsbewältigung zu unterstützen. Im Rahmen der nachstationären Versorgung müssen Angehörige frühzeitig mit einbezogen werden.

(vgl. Bartholomeyczik 2006, 1032f.)

3.2 Probleme der Umsetzung

Durch den Umbau des Gesundheitswesens, in dem die nachstationäre Versorgung gefördert wird, kommt es zur Arbeitsverdichtung im Krankenhaus. Wie in Kapitel 3.1.2 beschrieben führte die Einführung des neuen Entgeltsystems dazu, dass Patienten schneller durch die Krankenversorgung im Krankenhaus geschleust werden. Dadurch sind die administrativen Aufgaben deutlich angestiegen, besonders im Bereich des Leistungsnachweises. Des Weiteren wird, im Gegensatz zur ärztlichen Berufsgruppe, das Pflegepersonal flächendeckend abgebaut. Auch die Umstrukturierungen der Aufgaben der ärztlichen und pflegerischen Berufsgruppen, in dem ärztliche Aufgaben vermehrt an die Pflege delegiert werden, führt zur Gefahr das die Bedeutung eigenverantwortlicher und Ressourcen fördernder Pflege reduziert wird. Pflege wird vorrangig genutzt um die medizinisch-therapeutischen Maßnahmen zu unterstützen und Aufrecht zu erhalten, vor allem von administrativer Seite.

Unterstützt wird dieser Prozess auch von dem bundesdeutschen Professionalisierungsrückstand der Pflege, in der es der Pflege, bislang nur zaghaft, gelungen ist pflegerische Akzente zu setzen.

4. Zusammenfassung und Ausblick

Ich habe damit begonnen die Begrifflichkeiten Gesundheit und Gesundheitswissenschaften zu beschreiben und wie sie im Verhältnis zur Medizin und der Pflegewissenschaft stehen. Im Weiteren ging es darum Gesundheitsförderung zu definieren, welche Voraussetzungen vorhanden sein müssen und welche Handlungsstrategien, gemäß der Ottawa-Charta, die Gesundheitsförderung nutzt um gesundheitsrelevante Lebensbedingungen zu beeinflussen. Gesundheitsförderung und Prävention bemühen sich um einen Gesundheitsgewinn, auf welche Weise grenzt sich hier Gesundheitsförderung von der Prävention ab. Im Folgenden habe ich die Salutogenese von Antonovsky dargestellt und eine kurze Beschreibung der Ottawa-Charta gegeben. Im Rahmen der Ebenen der Gesundheitsförderung bin ich auf die Handlungsfelder der Ottawa-Charta eingegangen. Mit welchen Methoden wird Gesundheitsförderung umgesetzt und in welchen Settings wird dieses gemacht, schließt das Kapitel Gesundheitsförderung ab.

Wie wende ich jetzt Gesundheitsförderung in der Pflege an und in welchen Handlungsfeldern. Neben der Anleitung, Schulung und Information gehe ich etwas näher auf die Gesundheitsberatung ein. Welche Möglichkeiten bieten sich hierbei im Setting Krankenhaus und auf welche Probleme stoße ich bei der Umsetzung.

Man sieht dass die Pflege mehr kann als Aufrechterhaltung und Unterstützung medizinisch-therapeutischer Maßnahmen. Pflege hat die Aufgabe zu bewerkstelligen trotz Sparmaßnahmen ein Profil zu entwickeln in dem Gesundheitsförderung möglich ist. Es müssen Umsetzungsstrategien geschaffen werden, die eine Patientenorientierung im Blickfeld hat und die Patienten unterstützt ein selbstbestimmtes Leben, auch unter veränderten Lebensbedingungen, zu ermöglichen. Dieser Aufgabe müssen sich in erster Linie Pflegemanager stellen, die durch die Studiengänge in der Pflege entsprechendes Rüstzeug vermittelt bekommen haben. Auch Pflegewissenschaftler müssen die praktischen Tätigkeiten der Pflege mit wissenschaftlichen Theorien untermauern, um so ihren Beitrag zur Professionalisierung der Pflege beizusteuern. Denn nur so hat Pflege langfristig die Möglichkeit, u.a. im Rahmen der Gesundheitsförderung, mit einem eigenen Profil, ihren Beitrag zur Versorgung der Patienten beizusteuern.

5. Literaturverzeichnis

Bartholomeyczik, S. (2006): Pflegerische Versorgung: In: Hurrelmann, K.; Laaser, U.; Razum, O. (Hg.): Handbuch Gesundheitswissenschaften. 4., vollständig überarbeitete Aufl., Weinheim: Juventa: 1023 – 1051.

Bengel, J.; Strittmatter, R.; Willmann, H. (2001): Was erhält Menschen gesund? Antonovskys Modell der Salutogenese – Diskussionsstand und Stellenwert; eine Expertise. Erw. Neuaufl. Köln: BZgA.

Brieskorn-Zinke, M. (2006): Gesundheitsförderung in der Pflege. Ein Lehr- und Lernbuch zur Gesundheit. 3. Aufl., Stuttgart: Kohlhammer.

Brieskorn-Zinke, M. (2007): Public Health Nursing. Der Beitrag der Pflege zur Bevölkerungsgesundheit. 1. Aufl., Stuttgart: Kohlhammer.

Deutscher Berufsverband für Pflegeberufe (DBfK)(2000): ICN-Ethikkodex für Pflegende, Eschborn.

Geiger, A.; Kreuter, H. (1997): Handlungsfeld Gesundheitsförderung. 10 Jahre nach Ottawa. Werbach-Gamburg: G. Conrad, Verlag für Gesundheitsförderung.

Hasseler, M.; Meyer, M. (2006c): Prävention und Gesundheitsförderung. Neue Aufgaben für die Pflege; Grundlagen und Beispiele. Hannover: Schlütersche Verl.-Ges.

Hurrelmann, K.; Laaser, U.; Razum, O. (2006): Entwicklung und Perspektiven der Gesundheitswissenschaften in Deutschland: In: Hurrelmann, K.; Laaser, U.; Razum, O. (Hg.): Handbuch Gesundheitswissenschaften. 4., vollständig überarbeitete Aufl., Weinheim: Juventa: 11 – 46.

Hurrelmann, K.; Laaser, U. (2006): Gesundheitsförderung und Krankheitsprävention: In: Hurrelmann, K.; Laaser, U.; Razum, O. (Hg.): Handbuch Gesundheitswissenschaften. 4., vollständig überarbeitete Aufl., Weinheim: Juventa: 749 – 780.

Lebert, B.; Siggemann, P. (2004): Gesundheitspflege und Gesundheitsförderung. In: Schewior-Popp, S.; Sitzmann, F.; Ullrich, L. (Hg.)(2009): Thiemes Pflege. Das Lehrbuch für Pflegende in Ausbildung (großes Format). 10. Völlig neu bearbeitete Aufl., Stuttgart: Thieme Verlag: 458 - 463.

Schaeffer, D.; Dierks, M.-L. (2006): Patientenberatung: In: Hurrelmann, K.; Laaser, U.; Razum, O. (Hg.): Handbuch Gesundheitswissenschaften. 4., vollständig überarbeitete Aufl., Weinheim: Juventa: 845 – 878.

Steinbach, H. (2007c): Gesundheitsförderung. Ein Lehrbuch für Pflege- und Gesundheitsberufe. 2. aktualisierte Aufl., Wien: Facultas-WUV.

Troschke, J. v. (2006): Gesundheits- und Krankheitsverhalten: In: Hurrelmann, K.; Laaser, U.; Razum, O. (Hg.): Handbuch Gesundheitswissenschaften. 4., vollständig überarbeitete Aufl., Weinheim: Juventa: 529 – 559.

WHO (1948): Verfassung der Weltgesundheitsorganisation. Online in Internet: „URL:http://www.independentwho.info/Documents/ONU/constitution_OMS_D E.pdf [Stand: 3.2.2010]".

WHO (1993): Ottawa-Charta zur Gesundheitsförderung. Nachdruck der autorisierten Fassung 1993. Gamburg: G. Conrad, Verlag für Gesundheitsförderung.

Wulfhorst, B. (2006): Gesundheitserziehung und Patientenschulung: In: Hurrelmann, K.; Laaser, U.; Razum, O. (Hg.): Handbuch Gesundheitswissenschaften. 4., vollständig überarbeitete Aufl., Weinheim: Juventa: 819 – 844.